BEI GRIN MACHT SICH IHR WISSEN BEZAHLT

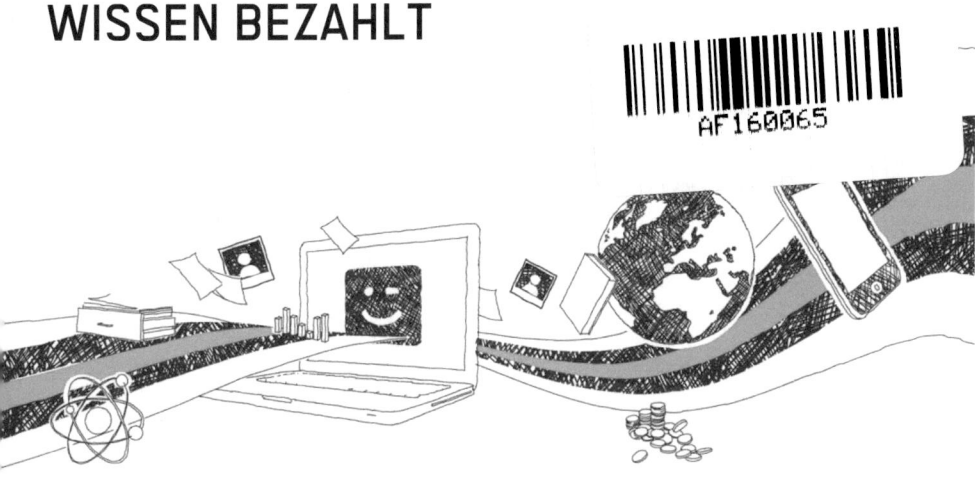

- Wir veröffentlichen Ihre Hausarbeit, Bachelor- und Masterarbeit

- Ihr eigenes eBook und Buch - weltweit in allen wichtigen Shops

- Verdienen Sie an jedem Verkauf

Jetzt bei www.GRIN.com hochladen und kostenlos publizieren

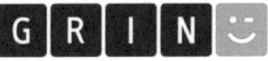

Bibliografische Information der Deutschen Nationalbibliothek:

Die Deutsche Bibliothek verzeichnet diese Publikation in der Deutschen Nationalbibliografie; detaillierte bibliografische Daten sind im Internet über http://dnb.d-nb.de/ abrufbar.

Dieses Werk sowie alle darin enthaltenen einzelnen Beiträge und Abbildungen sind urheberrechtlich geschützt. Jede Verwertung, die nicht ausdrücklich vom Urheberrechtsschutz zugelassen ist, bedarf der vorherigen Zustimmung des Verlages. Das gilt insbesondere für Vervielfältigungen, Bearbeitungen, Übersetzungen, Mikroverfilmungen, Auswertungen durch Datenbanken und für die Einspeicherung und Verarbeitung in elektronische Systeme. Alle Rechte, auch die des auszugsweisen Nachdrucks, der fotomechanischen Wiedergabe (einschließlich Mikrokopie) sowie der Auswertung durch Datenbanken oder ähnliche Einrichtungen, vorbehalten.

Impressum:

Copyright © 2015 GRIN Verlag, Open Publishing GmbH
Druck und Bindung: Books on Demand GmbH, Norderstedt Germany
ISBN: 9783668260108

Dieses Buch bei GRIN:

http://www.grin.com/de/e-book/336443/konzepte-und-strategien-der-individuellen-gesundheitsfoerderung-planung

Elisa Miljukow

Konzepte und Strategien der individuellen Gesundheitsförderung. Planung einer Präventionsmaßnahme nach dem individuellen Ansatz

GRIN Verlag

GRIN - Your knowledge has value

Der GRIN Verlag publiziert seit 1998 wissenschaftliche Arbeiten von Studenten, Hochschullehrern und anderen Akademikern als eBook und gedrucktes Buch. Die Verlagswebsite www.grin.com ist die ideale Plattform zur Veröffentlichung von Hausarbeiten, Abschlussarbeiten, wissenschaftlichen Aufsätzen, Dissertationen und Fachbüchern.

Besuchen Sie uns im Internet:

http://www.grin.com/

http://www.facebook.com/grincom

http://www.twitter.com/grin_com

Deutsche Hochschule für Prävention und Gesundheitsmanagement
Hermann Neuberger Sportschule 3
66123 Saarbrücken

Bitte Zutreffendes ankreuzen:

__x__ **Hausarbeit**

___ **Skript**

Modul: Konzepte und Strategien der individuellen Gesundheitsförderung

Studiengang: Gesundheitsmanagement

Datum Präsenzphase: 13.04.-15.04.2015

Studienort: Leipzig

Name, Vorname	
Miljukow, Elisa	

Thema: Planung einer Präventionsmaßnahme nach dem individuellen Ansatz
(im Handlungsfeld Bewegungsgewohnheiten)

Inhaltsverzeichnis

1. ANGABEN ZUR GEPLANTEN PRÄVENTIONSMAßNAHME 3

   1.1. Titel des Kurskonzeptes 3

   1.2. Handlungsfelder 3

   1.3. Forschungsergebnisse 4

       1.3.1. Studie 1 4

       1.3.2. Studie 2 4

   1.4. Zielgruppe 5

   1.5. Soziodemografische Merkmale 6

   1.6. Sozialstatus 6

   1.7. Gesundheitszustand 6

   1.8. Gesundheitsverhalten 6

   1.9. Kontraindikationen 7

   1.10. Teilnehmerziele, Teilnehmermotive 7

   1.11. Übergeordnete Ziele 7

2. INHALTLICH – ORGANISATORISCHE GROBPLANUNG 8

3. INHALTLICH- METHODISCHE DETAILPLANUNG 10

4. DOKUMENTATION UND EVALUATION 12

5. LITERATURVERZEICHNIS: 14

1. Angaben zur geplanten Präventionsmaßnahme

Die Leistungen der Primärprävention und der Gesundheitsförderung sind gesetzlich im §20 SGB V, Absatz 1) vorgeschrieben. Eine Vielzahl von gesundheitsorientierten Anbietern, wie beispielsweise Krankenkassen, versuchen daher, den Gesundheitszustand ihrer Kunden verbessern. Dabei versuchen die Krankenkassen, die soziale Schichtung und Chancengleichheit auf ein gesundes Leben zu minimieren. Innerhalb der betrieblichen Gesundheitsförderung, laut § 20a SGB V, werden die Krankenkassen dazu aufgefordert, hilfreiche Hinweise zur Unterstützung und Verbesserung der Lebensweise und Lebensqualität anzubieten, um die Gesundheit deren Kunden zu optimieren.

1.1. Titel des Kurskonzeptes

Der Titel des Kurskonzeptes lautet „Bewegung ganz easy". Hierbei soll es dem Kunden „leicht" gemacht werden, sich regelmäßig und effizient zu bewegen. Daher wurde der Begriff „easy" gewählt. Sämtliche Alltagsbewegungen sollen leicht und ohne viel Anstrengung absolviert werden, damit der Kunde generell wieder Spaß an der Bewegung, am Bewegen und aktiverem Leben hat.

1.2. Handlungsfelder

Vorzugsweise wird das Handlungsfeld so definiert, dass die regelmäßige und kontrollierte Bewegung eine Vermeidung von Übergewicht und daraus weiteren resultierenden Krankheiten wie Adipositas, Bluthochdruck oder Herz-Kreislauf-Erkrankungen, darstellt. Dabei wird das Handlungsfeld von bereits vorhandenen Bewegungsgewohnheiten nach dem Prinzip der Vorbeugung bzw. Reduzierung der gesundheitlichen Risikofaktoren bestimmt, welche gesundheitsorientierte und verhaltensorientierte Bewegungsprogramme darstellen sollen. Besonderer Wert soll hierbei auf die Veränderung der Verhaltensweise bezüglich Bewegung, Veränderung der Grundeinstellung der Kunden gelegt werden, da diese ein wesentlicher Bestandteil der Gesundheitsverbesserung darstellen. Während der Präventionsmaßnahme muss ein gesundheitsrelevantes Verhalten entwickelt werden.

1.3. Forschungsergebnisse

1.3.1. Studie 1

Diese Studie wurde von M.Hanftenberger, G.B.M. Mensink, C.Scheidt-Nave, und T. Ziese im Mai 2013 veröffentlicht und beschäftigt sich mit der Problematik Adipositas und Übergewicht in Deutschland.

Herauszufinden war, dass der prozentuale Anteil der übergewichtigen oder adipösen Menschen der Bevölkerung stark zunimmt. So gelten diese Probleme als weltweites Problem. Diese oben genannte Studie wurde 3 Jahre lang, 2008-2011, durchgeführt. Dabei wurden Personen im Alter von 18-80 Jahren zu verschiedenen Gesundheitsthemen befragt und zusätzlich umfangreich medizinisch untersucht. Die Einteilung der Messergebnisse erfolgte über die Berechnung des BMI in Übergewicht und Adipositas.

Übergewicht: BMI > 25 kg/m2, Adipositas: BMI > 30 kg/m2.

Die Unterteilung der Ergebnisse erfolgte nach drei Kriterien:

- Geschlecht,
- Altersgruppe,
- Sozialstatus.

53,0% der getesteten Frauen und 67,1% der getesteten Männer sind übergewichtig. Diese Zahlen blieben im Vergleich zu zurück liegenden Vergleichen unverändert. Was sich allerdings deutlich verändert hat, sind die Ergebnisse der Adipositaszahlen. Vorwiegend bei Männern ist hier ein deutlicher Anstieg zu erkennen. Hier stiegen die Zahlen von 18,9% auf 23.3% bei den Männern und bei den Frauen von 22,5% auf 23,9%. Deutlich zu erkennen ist, dass vor allem ein Anstieg bei jungen Erwachsenen zu verzeichnen ist.

1.3.2. Studie 2

Diese Studie wurde vom Max Rubner-Institut, das Bundesforschungsinstitut für Ernährung und Lebensmittel (MRI) durchgeführt und sollte dem Bundesministeriums für Ernährung, Landwirtschaft und Verbraucherschutz die zweite Nationale Verzehrsstudie erheben. Diese Studie der zweiten Nationalen Verzehrsstudie wurde von November 2005 bis Dezember 2006 erhoben. 2008 wurde diese Studie veröffentlicht. Aus den Daten geht hervor, dass insgesamt 58,2 % der Teilnehmer übergewichtig (37,4%) oder adipös (20,8%) sind.

Der prozentuale Anteil der Gesamtbevölkerung mit Adipositas (BMI ≥ 30), welcher bei circa 20,8 % liegt, teilt sich in 15,1% mit Adipositas Grad I, 4,1 % mit Adipositas Grad II und 1,5% mit Adipositas Grad III auf. Die Adipositasprävalenz bei Männern liegt bei rund 20,5 % und bei Frauen 21,1 %.

Weiterhin konnte festgestellt werden, dass 27,4 % der Männer und 31,8 % der Frauen einen erhöhten Taillenumfang hatten. Erhöhter Taillenumfang wird im Bereich von 102 cm bzw. 88 cm definiert.

Dramatisch ist dabei die Entwicklung der Adipositasprävalenz in den letzten 20 Jahren. Hier stellte sich eine Zunahme bei den Männern um 39 % und bei dem bei Frauen um 44 % heraus. Weiterhin fand eine Zunahme vor allem bei Jugendlichen und jungen Erwachsenen statt. Die Zahlen bei älteren Erwachsenen blieben jedoch eher stabil. Auch der Anteil der extrem Adipösen (BMI ≥ 40) verzeichnete innerhalb der letzten Jahre einen enormen Zuwachs. Die folgende Grafik zeigt die Ergebnisse dieser Studie:

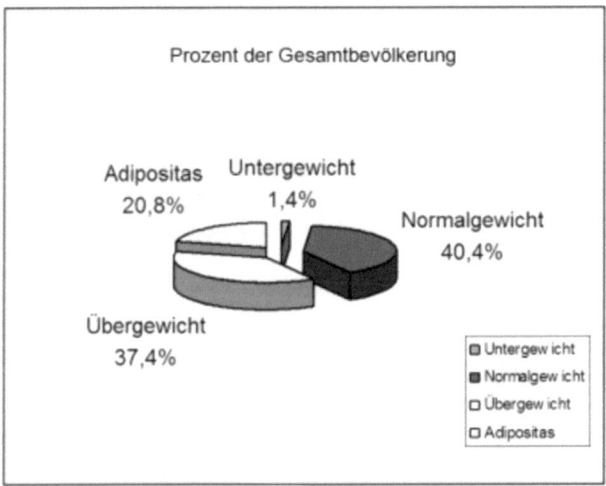

(Abb.1: Ergebnisse der Studie des Max Rubner-Instituts)

http://www.adipositas-gesellschaft.de/index.php?id=41

1.4. Zielgruppe

Innerhalb dieser Präventionsmaßnahme soll es vorwiegend um den Zeitpunkt zur Intervention vor einer Krankheit gehen, also um die Primärprävention. Dabei liegt das Ziel darin, Risikofaktoren einer Intervention zu vermeiden und diese frühzeitig zu erkennen. Die Teilnehmer sind frei von Symptomen und befinden sich in einer Altersstruktur zwischen 20-30 Jahren. Der BMI sollte hierbei zwischen 25kg/m2 und 30 kg/m2 liegen. Somit zählen die Teilnehmer laut der BMI-Tabelle als übergewichtig. (http://bmi.biz/BMI-Tabellen.html)

1.5. Soziodemografische Merkmale

Wie bereits innerhalb der Zielgruppenbeschreibung dargestellt, sind die Teilnehmer zwischen 20-30 Jahre alt, wobei das Geschlecht von keinerlei Bedeutung ist. Weiterhin spielt es keine Rolle, ob die Teilnehmer Kinder haben oder kinderlos sind, oder ob sie in einer Partnerschaft leben oder nicht.

1.6. Sozialstatus

Hierbei ist es nicht relevant welchen Bildungsgrad, Einkommensverhältnissen oder Berufsleben jeder einzelne hat. Lediglich soll während dieser Maßnahme ein bewegter und daraus folgender gesunder Lebensstil entwickelt werden.

1.7. Gesundheitszustand

Da es ein Gesundheitskurs für Präventionsmaßnahmen sein soll, werden alle Teilnehmer mit Vorerkrankungen und Risikofaktoren wie Herz-Kreislauf- Erkrankungen, Neubildungen oder chronische Erkrankungen, welche die Intervention beeinflussen können, ausgeschlossen. Alle Teilnehmer sollen frei von Erkrankungen sein.

1.8. Gesundheitsverhalten

Diverse Faktoren, wie regelmäßiges Rauchverhalten und Alkoholkonsum, Bewegungsmangel und falsche Ernährung haben einen erheblichen negativen Einfluss auf das Gesundheitsverhalten. Innerhalb dieses Kurse wird zur eigenen Motivation aufgerufen, diese Faktoren zu vermeiden und so zu einer gesunden und sportlichen Aktivität geschult.

1.9. Kontraindikationen

Teilnehmer, die an chronischen Erkrankungen leiden oder bei denen eine Erkrankung aufgrund von Neubildungen oder Diabetes zu erwarten ist, sind der Maßnahme ausgeschlossen. Weiterhin sind Personen, die an diversen Vorerkrankungen leiden, werden ebenfalls vom Kurs ausgeschlossen.

1.10. Teilnehmerziele, Teilnehmermotive

Um eine langzeitige Veränderung zu vollziehen, steht die Motivation an oberster Stelle. Vorwiegend werden von den Teilnehmern problemlose und zu bewältigende Alltagbelastungen gewünscht. Weiterhin steht die Gewichtsreduktion, bzw. die Verringerung des Körperfettanteils im Mittelpunkt. Hierbei soll ein gesundes Verhältnis zwischen Muskelmasse und Fettanteil angestrebt werden. Hier soll ein positives Körpergefühl entstehen und verfolgt werden. Mögliche Beweggründe zur Teilnahme an dem Kurs können beispielsweise ein bewegungseingeschränkter Alltag oder das allgemeine Unwohlsein im eigenen Körper sein.

1.11. Übergeordnete Ziele

Als erstes Ziel wird festgesetzt, dass Wissen vermitteln werdet soll, welches eine Kräftigung der psychosozialen Ressourcen, hervorrufen soll. Dabei spielt die Steigerung des eigenen Selbstbewusstseins und die Entwicklung der sozialen Kompetenz eine entscheidende Rolle. Weiterhin stellt die Entwicklung des Bewusstseins eine Veränderung des Bewegungsverhaltens zu vollziehen eine entscheidende Rolle dar, da der Bewegungsmangel das Hauptkriterium darstellt und so Ursache für viele Krankheiten wie beispielsweise Herz-Kreislauf-Erkrankungen, Arthrose, Osteoporose, Bandscheibenvorfälle oder allgemein Rückenprobleme, ist. Daraus resultieren Probleme, welche den Alltag stark beeinträchtigen können. Angefangen von Leistungsminderung durch Erkrankungen der Atemwege, bis hin zu Bewegungseinschränkungen aufgrund von Rückenbeschwerden oder ähnlichem. Als letztes Ziel wird festgelegt, dass die Teilnehmer eine gewisse Eigenverantwortung gegenüber ihrer Lebensstils und ihrer Bewegungsgewohnheiten erlernen sollen, um den Alltag beschwerdefrei und gesünder erleben zu können. Es ist davon auszugehen, dass das Nichterreichen bestimmter Ziele zu einer Leistungsminderung im psychischen aber auch in der physischen Hinsicht zu erwarten ist.

2. Inhaltlich – organisatorische Grobplanung

Das Kurskonzept ist so ausgerichtet, dass es sich auf eine Dauer von insgesamt 10 Wochen bezieht, bei welcher pro Woche je eine Sitzung stattfinden. Die jeweilige Dauer der Sitzungen beträgt 60 Minuten, welche in 30 Minuten Theorie und 30 Minuten Praxis aufgeteilt sind. Die Anzahl der Teilnehmerzahl ist auf maximal 15 Personen gegrenzt. Eine Mindestanzahl wird hier jedoch nicht definiert. In der folgenden Tabelle wird die Grobplanung nochmal tabellarisch dargestellt:

Gesamtdauer	10 Wochen
Teilnehmerzahl	max. 15 Personen
Kurseinheiten/Woche	1
Sitzungsdauer	60 Minuten
Kursaufteilung	30 Theorie / 30 Praxis

(Tab. 1: Grobplanung Kurskonzept)

Die 10 Kurseinheiten setzen sich so zusammen, dass 8 von ihnen den inhaltlichen Schwerpunkt bieten. Die erste und die letzte Unterrichtsstunde dienen lediglich dazu, sich untereinander kennenzulernen und miteinander vertraut zu werden, um eine Basis für die Zusammenarbeit zu schaffen, und den Gesundheitskurs mit Feedback und Austausch untereinander abzuschließen. Die Kursdauer beträgt 60 Minuten, welche jeweils in 30 Minuten Theorie und 30 Minuten Praxis aufgeteilt wird, um vorerst eine theoretische Basis des im Praxisteil umgesetzten Wissens zu erarbeiten. Um den Kurs effektiv durchführen zu können, bedarf es einiger Ressourcen, welche in der nachfolgenden Tabelle aufgeführt werden:

Räumlichkeit	lichtdurchflutetes Zimmer mit Sitzmöglichkeiten für 15 Personen
Teilnehmerunterlagen	- Infoheft Bewegung - Bewegungstagebuch
Geräte	- Stühle, - Waage, - Matten, - Bälle, - Pezzibälle, - Igelbälle
Medien	- CD-Player, - Whiteboard
Personal	geprüfte Fachkraft mit ausreichend Erfahrung und Kenntnissen im Bereich Bewegung, Fitness, Ernährung, die nach den Anforderungen der Gesetzgeber laut §20 SGB V ausreichen
Anbieter	- Fitnessstudio, - Krankenkassen, - Rehabilitationskliniken, - Volkshochschule, - Schulen/Gymnasien

(Tab.2: Ressourcen Kurskonzept)

3. Inhaltlich- methodische Detailplanung

Ziel dieses Kurskonzeptes soll es sein, weitreichende Information und Wissen bezüglich der Durchführung von Trainingsprogrammen im Bereich des Ausdauer- und Krafttrainings, sowie der Koordination- und Konditionstraining, zu vermitteln. Weiterhin spielen die Bereiche der Entspannung und der Körperwahrnehmung eine entscheidende Rolle innerhalb dieses Konzeptes. Schließlich soll es Ziel sein, dass der Kunde das erlernte Wissen nach diesem Kurs eigenständig und individuell weiterführen kann. Die einzelnen Wochen des Kurses beschäftigen sich immer mit einem Schwerpunkt. In der ersten Woche liegt der Schwerpunkt darin, sich gegenseitig kennenzulernen, seine Erfahrungen untereinander auszutauschen und es sollen bereits die ersten Bewegungserfahrungen gesammelt werden. Weiterhin soll jeder Teilnehmer sein persönliches Ziel definieren und der Gruppe vortragen. Um den aktuellen Leistungsstand der Teilnehmer zu erfahren, wird anfangs ein Koordinationstest durchgeführt. Dies wird innerhalb eines Kennlernspieles getestet, um so den praktischen und theoretischen Lerninhalt verschmelzen zu lassen. In den zweiten Kurs wird der Schwerpunkt auf die Koordination gelegt. Dabei soll das Ziel sein, dass die Alltagsbewegungen optimiert werden. Dabei wird den Teilnehmern die intra- und intermuskuläre Koordination näher gebracht, die ihnen den Bereich der Koordination leichter machen soll. Zum Bereich der Koordinationsschulung wird hier nach einer spielerischen Erwärmung die Koordinationsschulung durchgeführt und schließt mit spezifischen Dehnübungen ab. Während der Koordinationsschulung werden Kräftigungsübungen mit unterschiedlichen Schwierigkeitsstufen durchgeführt. Angefangen vom normalem Stand mit offenen Augen, bis hin zum Einbeinstand mit geschlossenen Augen. In der dritten Etappe des Kurskonzepts wird der Fokus auf das Ausdauertraining gelegt. Hierbei sollen die Teilnehmer ein leichtes Gefühl der Bewegung wahrnehmen und sich an Belastungen gewöhnen. Den Kursteilnehmern wird am Anfang der theoretische Hintergrund und die Wichtigkeit, sowie die Effekte von Ausdauertraining erklärt. Hierbei soll der Zusammenhang zwischen Ausdauertraining und Gewichtsreduktion deutlich werden. Während des praktischen Teils wird die Kontrolle des Pulses kontrolliert und nach dem Aufwärmen wird eine 20 min. Walkingeinheit durchgeführt. Die Kurseinheit wird mit Atemübungen beendet.

In der vierten Woche spielt die Kräftigung der oberen Extremitäten die entscheidende Rolle. Dabei sollen die Teilnehmer ein Gefühl dafür bekommen, welche Rolle die Muskulatur im oberen Bereich ihres Körpers spielt. Dabei spielt bei der theoretischen Einführung die Trainingssteuerung eine Rolle, welche nach dem Aufwärmen in die Praxis umgesetzt wird. Das Training der oberen Extremitäten findet mit Kleinhantel und dem Theraband in Kleingruppen statt. Nach der Kräftigung erfolgt eine Entspannungsübung in Form einer Körperreise mit den oberen Extremitäten im Mittelpunkt.

Nach dem Schwerpunkt der oberen Extremitäten, sind in der fünften nun die Rumpfmuskulatur und deren Kräftigung an. Warum die Muskulatur und deren Aufbau für die Gewichtsreduktion von großer Bedeutung sind und was muskuläre Dysbalancen im Bereich der Rumpfmuskulatur sein können, soll den Teilnehmern im theoretischem Teil dieses Kurse beigebracht werden. Vorwiegend wird daher innerhalb der 30 min. Praxisteile die Bauch- und Rückenmuskulatur auf der Matte trainiert. Hier wird auf Zusatzmaterial verzichtet, da gleichzeitig das eigene Körpergefühl und Körperempfinden geschult werden soll. Nach der Kräftigung wird zum Abschluss die Muskulatur gedehnt.

In der sechsten Woche stehen die unteren Extremitäten, deren Bedeutung und Kräftigung im Mittelpunkt. Auch hier wird theoretisch die Wichtigkeit, muskuläre Dysbalancen und der Zusammenhang im Ganzen dargestellt. Hierbei spielt unter anderem die Gelenkstabilität und Gelenkbelastung auch im Zuge von Übergewicht eine bedeutende Rolle. Hierbei wird die Muskulatur mit Hilfe von Gymnastikbällen und Therabändern gekräftigt, die so aufgebaut sind, dass die Teilnehmer diese zu Hause individuell durchführen kann. Abschließend wird eine Entspannungsmethode in Form einer Phantasiereise durchgeführt. Innerhalb der siebten und folgenden Kurseinheiten liegt der Fokus darin, das bereits erlernte aus Kräftigung, Koordination und Ausdauertraining zu vertiefen und verstärkt in den Alltag zu integrieren. In der siebten Woche liegt somit der Schwerpunkt erneut im Koordinationstraining, bei welchem diesmal Übungen erlernt werden, die in den Alltag umgesetzt werden können. Die Übungen aus dem ersten Koordinationstraining werden erschwert, indem beispielsweise mit Zusatzgewichten gearbeitet wird oder die Auflagefläche der Füße von Zehenspitze bis Fußballen variiert. Abschließend wird hier eine 10 minütige Walkingeinheit durchgeführt. In Woche acht wird ähnlich wie beim Koordinationstraining der Fokus des Ausdauertrainings erschwert, in dem die Intervalle mit verschiedenen Hürden wie Berg auf, Berg ab gekennzeichnet sind. Ziel soll es jedoch hier sein, dass der Puls weiterhin kontrolliert bleibt und die Teilnehmer sich die Kraft über diese Etappe einteilen. Auch Geschwindigkeitsintervalle sollen nach Möglichkeit eingesetzt werden. Diese Einheit wird mit einer Partnermassage beendet, zu welchen Igelbällen genutzt werden. Woche neun besteht aus den bereits erlernten Kenntnissen der Kräftigung. Hierbei verschmelzen alle drei Kursinhalte der oberen und unteren Extremitäten und der Rumpfmuskulatur. Hierbei wird den Teilnehmern ein Trainingsplan erstellt, welcher nach dem Kurs in einem Fitnessstudio ihrer Wahl umgesetzt werden kann. Dieser Trainingsplan soll ein Ganzkörpertraining darstellen und alle Bereiche von Kräftigung und Ausdauertraining miteinander vereinen. In der letzten und somit zehnten Kurseinheit wird der eingehende Koordinationstest wiederholt um ein Vergleichsergebnis zu schaffen. Abschließend werden dann die Ergebnisse miteinander verglichen und festgestellt was sich verbessert hat oder nicht. Abschließend erfolgen eine Zusammenfassung der Kurse und ein Feedback in Form einen Gruppengespräches. Erfahrungen und Erwartungen sowie das Leben nach diesem Kurs wird von den Teilnehmern untereinander kommuniziert.

4. Dokumentation und Evaluation

Um die motorischen Fähigkeiten Kraft, Ausdauer und Beweglichkeit zu schulen und zu verbessern, ist es Ziel, ein strukturiertes Training zu erarbeiten. Daher wurden die Kursschwerpunkte so gewählt um folgende Faktoren zu mindern oder zu vermeiden:

- Verbesserung des eigenen Körpergefühls,
- Eigenmotivation zum bewegtem Alltag nach dem Präventionskurs,
- Erlernen wichtiger Dehn- und Beweglichkeitsübungen,
- Erlernen wichtiger Kräftigungsübungen zum Training des ganzen Körpers,
- Ausgleich muskulärer Dysbalancen,
- Verstehen der Zusammenhänge zwischen Muskulatur, Bewegung, Gewichtsreduktion und Gewichtsproblemen,

Zusammenfassend zeigt die nun folgende Tabelle eine Übersicht der Interventionsziele:

Interventionsziel	Zielindikator	Erhebungsmethode	Instrument/Messzeitpunkt
Gewichtreduktion um 8% des Einstiegsgewichtes vor Kursbeginn	Senkung des Fettgewebes um 8%, absoluter (kg) und relativer (%) Körpergewichtsverlust	Biometrie (wiegen), Berechnung des relativen Gewichtsverlustes	- biometrische Waage, die einen Körperfettanteil errechnet, - Messung erfolgt vor 1. Kurseinheit und nach letzter Kurseinheit
Steigerung der Aktivität (körperlich)	Senkung des Ruhepulses auf 5 HF/min.	Befragung und Pulsprotokoll	- Bewegungsbuch mit Pulsprotokoll - Messung erfolgt über Pulsuhr vor 1. Kurseinheit und nach letzter Kurseinheit
Umsetzung des Wissens in den Alltag	Bewegungstagebuch soll nach dem Kurs mit 8 Übungen weitergeführt werden (möglichst im Fitnessstudio)	Befragung, Rundmail nach 8 Wochen nach Ende des Kurses	- Bewegungstagebuch und Übungskatalog bzw. Trainingsplan

(Tab.3: Dokumentation und Evaluation)

5. Literaturverzeichnis:

SGB V Sozialgesetzbuch der gesetzlichen Krankenversicherung, verfügbar unter: http://www.sozialgesetzbuch-sgb.de/sgbv/20.html (Stand 16.07.2015)

Max Rubner Institut (2012), Deutsche Adipositas Gesellschaft, *Nationale Verzehrs-Studie II*, verfügbar unter:
http://www.adipositas-gesellschaft.de/index.php?id=41 (Stand 15.07.2015)

Max Rubner-Institut (2012), Bundesforschungsinstitut für Ernährung und Lebensmittel, *Nationale Verzehrstudie II*, verfügbar unter:
http://www.mri.bund.de/NationaleVerzehrsstudie (Stand 22.07.2015)

DEGS (2012), *Studie zur Gesundheit Erwachsener in Deutschland*, verfügbar über:
https://www.rki.de/DE/Content/Gesundheitsmonitoring/Studien/Degs/degs_w1/Symposium/degs_uebergewicht_adipositas.pdf?__blob=publicationFile (Stand 16.07.2015)

Robert-Koch-Institut (2013), *Gewichtsveränderungen bei Erwachsenen in Deutschland*, verfügbar unter:

http://www.rki.de/DE/Content/Gesundheitsmonitoring/Themen/Uebergewicht_Adipositas/FP_Determinanten_Gewichtszunahme.html;jsessionid=D7D71B5E071DE391EDC79898B628B6DD.2_cid290 (Stand 16.07.2015)

DEGS (2012) , *Studie zur Gesundheit Erwachsener in Deutschland*, verfügbar unter:
http://www.adipositas-gesellschaft.de/fileadmin/PDF/daten/degs_uebergewicht_adipositas_14-06-12.pdf (Stand 22.07.2015)

Ärzteblatt.de (2004), *Anstrengungsempfinden und körperliche Aktivität*, verfügbar unter:

http://www.aerzteblatt.de/archiv/41326/Anstrengungsempfinden-und-koerperliche-Aktivitaet (Stand: 22.07.2015)

6. Tabellen- und Abbildungsverzeichnis:

Tab. 1: Grobplanung des Kurskonzeptes

Tab. 2: Ressourcen des Kurskonzeptes

Tab. 3: Dokumentation und Evaluation

Abb.1: Ergebnisse der Studie des Max Rubner-Instituts

BEI GRIN MACHT SICH IHR WISSEN BEZAHLT

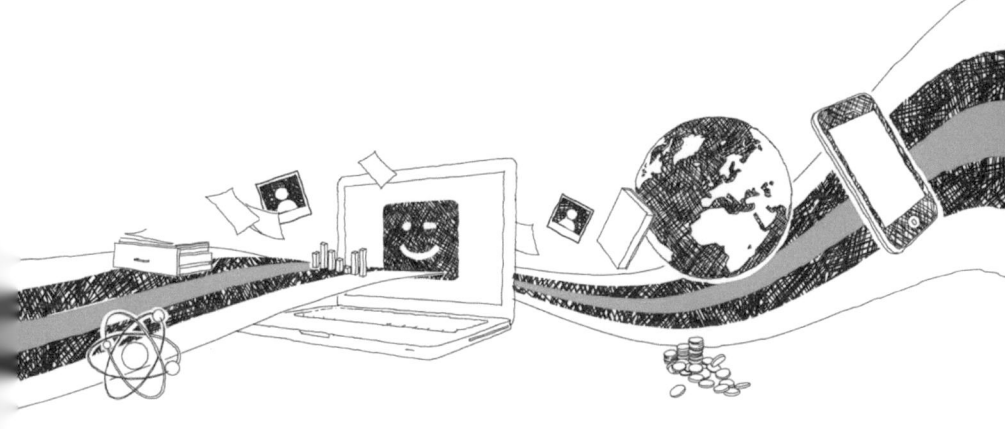

- Wir veröffentlichen Ihre Hausarbeit, Bachelor- und Masterarbeit

- Ihr eigenes eBook und Buch - weltweit in allen wichtigen Shops

- Verdienen Sie an jedem Verkauf

Jetzt bei www.GRIN.com hochladen und kostenlos publizieren

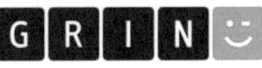